SEGUIN GRIFFON,

MAITRE EN PHARMACIE,

RUE St.-HONORÉ, N°. 378, A PARIS,

Informé que quelques pharmaciens débitent du Vin fébrifuge qu'ils prétendent fait d'après sa recette, a l'honneur de prévenir le public que, ne l'ayant jamais publiée, on n'a pu s'en servir pour le composer; qu'en outre le seul dépôt établi dans Paris se trouve chez le sieur Seguin Griffon, pharmacien, rue Saint-Honoré, n°. 378, et que le vin de Seguin qui sera pris chez ses dépositaires, dans les départemens, doit être (comme celui pris à l'adresse ci-dessus indiquée) dans des bouteilles revêtues du cachet de l'auteur, incrusté dans le verre, scellées de ce même cachet, et accompagnées du livret contenant l'instruction sur la manière de s'en servir.

Le sieur Seguin engage le public à porter la plus grande attention sur une contrefaçon, qui, en trompant sur les effets de son remède, compromet également l'état du malade et la réputation de l'auteur.

Le prix de la bouteille est de 15 fr., celui de la demi-bouteille, de 8 fr.

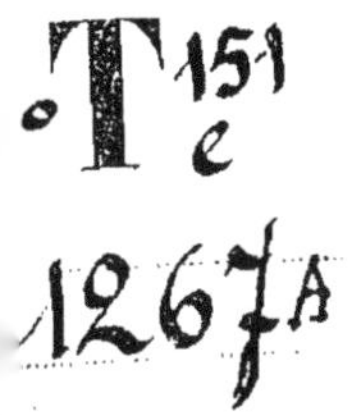

INSTRUCTION

SUR L'USAGE

DU VIN DE SEGUIN,

*Pharmacien de S. A. S. M*gr. LE DUC DE BOURBON, *et Maître en Pharmacie, membre de la Société de Pharmacie de Paris*,

Dans le traitement des maladies par atonie, dans celui des fièvres, et dans les convalescences;

AVEC LA MANIÈRE DE S'EN SERVIR (PAGE 3).

Nota. Ce vin ne se trouve que chez M. Seguin, Maître en Pharmacie, rue Saint-Honoré, au coin de la rue Neuve-du-Luxembourg, n°. 378, à Paris, et dans les dépôts qu'il a établis dans les Départemens.

L'observation et l'expérience sont les deux véritables guides de la pratique médicale; elles doivent toujours faire la base de tout traitement sage.

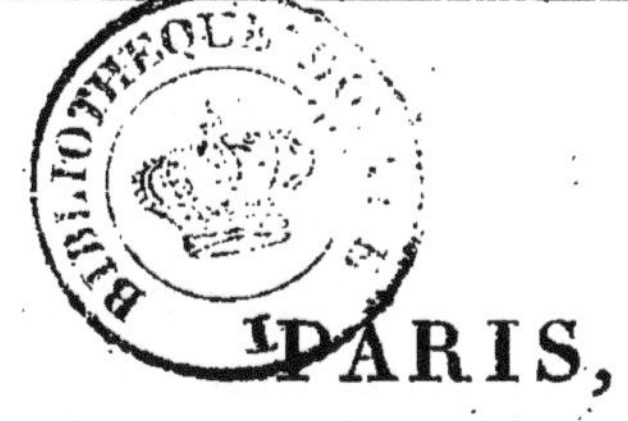

PARIS,

L. COLAS, IMPRIMEUR-LIBRAIRE

DE LA SOCIÉTÉ POUR L'INSTRUCTION ÉLÉMENTAIRE,

Rue du Petit-Bourbon Saint-Sulpice, n. 14.

1817.

ANTI LAITEUX DE DEVENTER.

Ce remède n'a rien de désagréable à la vue, à l'odorat et au goût; il convient à tous les tempéramens, et dans toutes les périodes des maladies laiteuses, parce qu'il est facile d'en modifier les doses suivant les circonstances.

Dans les maladies laiteuses aiguës, la dose est d'une cuillerée à bouche, le matin, dans une tasse de petit-lait, d'eau de veau, ou de bouillon aux herbes. S'il y a inappétence, embarras des premières voies ou constipation, on doublera la quantité du remède et du véhicule tous les deux jours. On devra prendre des boissons dans le courant de la journée, en raison de la chaleur, de la soif, etc., etc.

Dans les maladies laiteuses, anciennes ou chroniques, quelle qu'en soit la forme, la dose sera de deux cuillerées à café dans deux tasses d'infusion de cerfeuil, de saponaire ou de carotte. Ces deux tasses seront prises chaque matin à deux heures de distance. On pourra manger une heure après la seconde tasse. Il est nécessaire de se purger tous les dix à douze jours. La moitié de la bouteille, mêlée à trois ou quatre tasses de bouillon aux herbes, fournira un purgatif très-avantageux.

Cet anti laiteux, dont la réputation a triomphé du temps et des raisonnemens, est purgatif, fondant, légèrement sudorifique et tonique. Il remplit sans danger les diverses indications que présentent les maladies laiteuses, aiguës et chroniques, dont le nombre est immense et les formes très-variées.

Le prix de la bouteille est de 3 fr.

MANIÈRE

DE SE SERVIR

DU VIN DE SEGUIN.

La dose du Vin fébrifuge et tonique dans les fièvres intermittentes, quotidiennes, tierces, doubles-tierces, quartes, etc., est de douze cuillerées à bouche chaque jour. Cette dose se donne en trois ou quatre fois, suivant la force et le tempérament du malade, quel que soit son sexe.

On mettra une heure et demie, deux heures même d'intervalle entre chaque prise, ayant soin de les répartir de façon que la dernière précède l'accès d'un quart d'heure au moins. On peut manger immédiatement après l'avoir prise, mais on ne doit en reprendre que deux heures après le repas.

Neuf cuillerées à bouche, prises en trois ou quatre fois, forment la dose que les jeunes gens de 12 à 16 ans doivent prendre en un jour.

Sept cuillerées sont nécessaires pour un enfant de 8 à 12 ans; cinq, pour les enfans de 4 à 8 ans; enfin les enfans de 2 à 4 ans en prendront de trois à six cuillerées à café par jour.

Ces doses suffisent pour combattre les fièvres intermittentes simples ou bilieuses, gastriques, pituiteuses, etc. : il est indispensable de les augmenter dans les fièvres intermittentes, ataxiques ou pernicieuses.

Toutes les fièvres intermittentes dont la nature ou l'art opèrent la guérison, tendent à reparaître : aussi les rechutes dans cette espèce de maladies sont très-fréquentes. Le Vin fébrifuge devient alors un excellent préservatif. Il faut en continuer l'usage aux mêmes doses qu'auparavant, pendant quatre à cinq jours, puis diminuer d'une prise chaque jour, jusqu'à ce qu'on soit arrivé à une seule prise. On continuera cette dose avec exactitude pendant douze à quinze jours.

La prise est de trois cuillerées à bouche pour un malade d'un âge fait, de l'un ou de l'autre sexe.

Ce Vin, que tous les médecins emploient depuis que l'expérience et l'observation ont mis le sceau du succès à ses propriétés, réussit constamment aux doses que je prescris. Il est quelquefois nécessaire de faire précéder des vomitifs et des purgatifs : c'est aux hommes de l'art à apprécier les circonstances qui indiquent les remèdes préparatoires.

Les qualités éminentes qu'on a reconnues dans mon Vin, les avantages nombreux et constans qu'on en a retirés dans le traitement des fièvres les plus rebelles, dans celles même qui, après avoir résisté à tous les fébrifuges les plus vantés, ont cédé au deuxième accès, seront toujours les garans de son efficacité. L'académie de médecine lui a donné son approbation, et le gouvernement l'a sanctionnée, en ordonnant que ce Vin serait employé dans les hôpitaux militaires de terre et de mer.

MANIÈRE DE SE SERVIR DU VIN DE SEGUIN COMME TONIQUE ET STOMACHIQUE.

Les fièvres intermittentes, putrides et malignes, ne sont pas les seules maladies contre lesquelles le Vin est employé avec succès ; il abrége les convalescences, il réussit dans les cas de digestions lentes, pénibles, difficiles, contre les maux de tête, les migraines, le vents, les flatulences si incommodes et si ordinaires aux personnes sédentaires : il guérit les maladies de langueur, les faiblesses d'estomac, les diarrhées chroniques, les flueurs blanches; il relève les forces, des organes de la digestion ; il donne du ton à tout le système;

enfin il l'emporte par ses effets surtoutes les préparations de quinquina dans les affections chroniques, dansl'atonie des viscères du bas-ventre, dans les maladies de poitrine qui sont le résultat de l'épuisement plutôt que de la lésion des organes de la respiration.

Dans tous ces cas infiniment variés et dans beaucoup d'autres dont l'énumération serait trop longue, la dose est de deux à trois cuillerées avant déjeuner ou avant dîner, et souvent avant l'un et l'autre repas.

RAPPORT *des Commissaires nommés par l'Académie de Médecine de Paris, pour examiner le Vin fébrifuge et stomachique, composé par M. Seguin.*

M. LE PRÉSIDENT, MESSIEURS,

Vous avez chargé une commission spéciale de vous faire un rapport sur le fébrifuge que vous a soumis M. Seguin, pharmacien, rue Saint-Honoré, n°. 378. Conformément au désir de l'académie, les commissaires se sont occupés d'examiner ce médicament, dont M. Seguin leur a fait connaître la composition. Après s'être assurés que le fébrifuge distribué par ce pharmacien était préparé d'après la formule communiquée à la commission, et qu'il ne contenait que des substances fébrifuges, vos commissaires se sont empressés d'en faire l'application aux maladies dans lesquelles sont mises en usage les préparations de quinquina. Les expériences qui ont été faites avec ce Vin ont réussi constamment.

En conséquence, vos commissaires déclarent, dans ce rapport ce que l'académie leur a demandé :

1°. Que le Vin fébrifuge de M. Seguin ne contient aucune substance nuisible ;

2°. Qu'il remplace avec avantage toutes les préparations de quinquina ;

3°. Que sa préparation toujours constante procure

toujours les mêmes effets, ce qu'on ne peut attendre des espèces variées du quinquina. Ils engagent les médecins à faire usage de ce remède dans tous les cas où ils croiraient devoir employer les préparations de quinquina.

Délibéré à Paris, le 20 *février* 1806.

Collationné par nous, maire du premier arrondissement municipal de Paris, le 17 mars 1808, sur les copies conformes à l'original.

Délivré par M. le secrétaire de l'académie de Médecine de Paris,

Signé PAGES.

Nota. Chaque bouteille est revêtue du cachet de l'Auteur, incrusté dans le verre, et scellée en cire de ce même cachet.

Pour éviter la contrefaçon, l'Auteur invite les personnes qui feront usage de son Vin fébrifuge, de toujours exiger l'instruction pour s'en servir, quand même elles l'auraient déjà, *signée de lui*; et de ne jamais vendre la bouteille vide, afin d'éviter qu'elle ne soit remplie par du vin qui ne serait pas le sien, et débité comme s'il en était.

Journal du Département des Landes.

Le VIN FÉBRIFUGE, SPÉCIFIQUE ET TONIQUE, de M. Seguin, pharmacien, rue Saint-Honoré, n°. 378, au coin de la rue Neuve-du-Luxembourg, vient de produire une guérison presque miraculeuse.

La dame Maurin, domiciliée à Bélis, agée de 47 ans, fut attaquée, le 15 août 1807, par une fièvre intermittente gastrique. Lors de l'invasion de la maladie, des symptômes *dyssentériques* se montrèrent; ils ne résistèrent pas long-temps aux moyens employés par M. Dosque, médecin à Roquefort. Cette époque fut celle où la malade cessa de voir ses menstrues, et bientôt de nouveaux orages parurent. Des obstructions de la rate et du foie survinrent; la fièvre se montra avec une nouvelle force: les accidens duraient déjà depuis long-temps, lorsque MM. Dupont et Gaye, médecins, furent appelés à des époques différentes. Les moyens qu'ils mirent en usage, varièrent selon les circonstances ou les périodes de la maladie; et leurs lumières me permettent de croire qu'ils n'oublièrent rien de ce que la science indique. Des fébrifuges, des apéritifs, des eaux minérales, etc., furent aussi employés par M. Desbordes, chirurgien; mais, soit imprudence, soit dégoût pour un long usage des moyens médicaux, la fièvre persista; elle durait depuis deux ans et dix mois; changeant souvent de type, elle prenait tantôt celui de continue rémittente, tantôt elle reparaissait sous celui de quotidienne. La lésion des organes abdominaux tenait la malade dans un état de souffrance continuel, et faisait craindre à chaque instant pour ses jours, lorsqu'elle se décida, dans les premiers jours de juin 1810, sur l'annonce insérée au Journal des Landes, à faire usage du *Vin de Seguin;* cette décision fut prompte et facile, parce que le Vin ne présente rien de désagréable. Madame Maurin persista, parce qu'elle en éprouva les effets les plus avantageux. Les première, deuxième et troisième prises la purgèrent légèrement; la quatrième prise enleva la fièvre le second jour; et l'emploi d'une bouteille et demie suffit pour rendre à la malade une santé à laquelle elle n'osait plus prétendre. Les viscères sont aujourd'hui dans l'état naturel, les fonctions se font avec régularité, l'embonpoint est revenu, et le rétablissement est complet.

INSTRUCTION

SUR

L'USAGE DU VIN DE SEGUIN.

L'INSTRUCTION que je publie n'a pas pour objet de faire connaître ou d'accréditer un remède nouveau; les services qu'on doit à mon Vin parlent plus haut que tous les détracteurs : ils me dispensent aussi de lui chercher des prôneurs.

Fixer d'une manière invariable les cas multipliés dans lesquels l'observation a prouvé l'efficacité de ce moyen précieux de guérison, en régulariser l'emploi, et faire voir que l'art de la médecine peut en retirer des avantages sans nombre, voilà le but que je me propose.

La fièvre est, de toutes les maladies, la plus commune, et celle qui se présente sous les formes les plus variées; on la rencontre dans toutes les saisons, dans tous les climats; tous les individus peuvent également en être attaqués.

Si on considère la fièvre sous le rapport des causes qui la compliquent ou l'entretiennent, on la distinguera en inflammatoire, bilieuse, pituiteuse, gastrique, putride, maligne, etc.; et, sous le rapport du type qu'elle affecte, on la nomme continue, rémittente, intermittente, etc. Cette dernière est très-fréquente, surtout si, comme le veulent les praticiens les plus distingués, et comme l'indique l'identité du traitement, on met de ce nombre toutes les maladies périodiques. En effet, comme les fièvres intermittentes, elles reviennent par accès, débutent, augmentent et finissent de même, sont, comme elles, simples ou compliquées, avec ou sans danger; enfin, elles cèdent les unes et les autres à l'usage de mon Vin plus promptement, plus sûrement qu'à l'administration du quinquina seul ou diversement combiné.

La fièvre continue est inflammatoire ou bilieuse, pituiteuse, ou putride, ou maligne.

La fièvre continue inflammatoire se montre au printemps; elle attaque spécialement les personnes jeunes, fortes, vigoureuses, qui vivent d'alimens très-substantiels : elle est rare dans les grandes villes et dans les contrées humides; elle est de courte durée : le traitement n'exige que des boissons émollientes, un régime tout-à-fait végétal et très-sévère. Mon Vin, dans cette maladie, ne peut trouver place que dans la convalescence; il agit alors comme tonique; il aide au rétablissement des forces, et s'oppose aux rechutes. La dose est, dans ce cas, d'une à deux cuillerées à jeun et avant le dîner.

La fièvre continue bilieuse paraît en été; elle attaque les constitutions sèches, bilieuses, les hommes forts qui abusent d'alimens épicés, de boissons spiritueuses, et se livrent aux mouvemens impétueux de l'âme. Elle se juge en sept ou quatorze jours; elle n'exige que des boissons acidulées et la diète. Il faut, comme dans la continue inflammatoire, attendre, pour donner le Vin fébrifuge, que le malade soit en convalescence : il agit de même et s'administre aux mêmes doses.

La fièvre continue pituiteuse sévit en automne et pendant les hivers humides; elle frappe les enfans, les vieillards, les personnes d'une constitution lâche, molle, qui vivent d'alimens peu nourrissans; elle est souvent compliquée de diathèse vermineuse : sa durée est fort longue; elle ne se juge que du troisième au quatrième septénaire. L'ipécacuanha, des boissons légèrement spiritueuses, une diète légère, forment la base du traitement. Le *Vin de Seguin* est très-utile vers la fin de la maladie; il hâte bien sûrement la guérison, abrége le temps de la convalescence, toujours fort longue; et il s'oppose aux récidives, très-fréquentes dans ce cas. La dose, d'abord faible, de deux à trois cuillerées au plus pendant le jour, sera augmentée graduellement jusqu'à parfaite guérison. On peut la porter avec avantage de six à neuf cuillerées toutes les vingt-quatre heures.

La fièvre continue putride ou adynamique paraît dans toutes les saisons; elle attaque surtout les constitutions débiles: le séjour dans les lieux humides; un air insalubre, chargé de miasmes contagieux, etc., en favorisent le développement.

Le traitement, quoique susceptible de modifications diverses, qui toutes sont du ressort de l'art médical, exige toujours au fond l'usage plus ou moins prompt des moyens fortifians; mon Vin, sous ce rapport, occupe un rang distingué : il est le moins désagréable et le plus sûr remède de cette classe. On doit l'administrer depuis une cuillerée jusqu'à deux ou trois toutes les heures, et le continuer long-temps après la fièvre; il est nécessaire pour relever les forces des organes gastriques et assurer la convalescence.

La fièvre maligne s'exerce particulièrement sur les constitutions faibles, irritables, nerveuses, épuisées par des maladies antérieures, ou par quelques abus; un désordre dans sa marche, dans ses symptômes, annonce une profonde lésion nerveuse; elle peut aussi devoir son existence à la contagion.

Si c'est dans le traitement de cette maladie, trop souvent funeste, que les stimulans rendent des services, le *Vin de Seguin* peut et doit occuper la première place dans le traitement. Je recommande de ne point s'arrêter aux petites doses, et de le donner assez de temps pour fixer d'une manière certaine le ton des nerfs des premières voies, et par suite agir sur le système général.

La fièvre rémittente, dont le nom indique assez la marche, est bilieuse ou pituiteuse : elle sévit en toutes saisons, mais elle est plus fréquente en été et en automne, sous l'impression d'un air humide, chaud ou froid. Elle se complique facilement avec les fièvres putride ou adynamique, nerveuse, ataxique ou maligne; ou bien elle passe à l'un de ces états par la négligence, un mauvais traitement, ou toute autre circonstance.

Dans le premier cas c'est-à-dire quand une fièvre rémittente est purement bilieuse ou pituiteuse, elle demande souvent l'emploi d'un ou de plusieurs vomitifs; les nausées, l'amertume de la bouche, l'impureté de la langue, la répugnance pour les alimens, indiquent la nécessité de ce secours : il rompt les spasmes, il imprime à tout le système une perturbation aussi utile, au moins, que les évacuations qu'il produit.

Les purgatifs sont plus rarement avantageux ; cependant ils conviennent dans les lassitudes, la fatigue des lombes, la constipation. C'est après l'emploi plus ou moins répété de ces médicamens qu'il faut passer à l'usage du Vin de Seguin. On choisira le temps de la rémittente, et on le donnera, suivant l'urgence des indications, que le médecin seul peut saisir, trois à cinq fois en vingt-quatre heures, depuis deux jusqu'à trois cuillerées par prise.

Dans le second et le troisième cas, c'est-à-dire quand une fièvre rémittente, bilieuse ou pituiteuse passe à l'état putride, ou se complique avec cette maladie, le Vin de Seguin mérite le premier rang parmi les remèdes assignés au traitement de ces affections funestes; l'expérience l'atteste tous les jours, surtout dans la fièvre pituiteuse putride, où il agit encore comme vermifuge : mais ici, comme dans toutes les maladies graves, je ne peux que déterminer les doses en général. On en donne une, deux et même trois cuillerées toutes les heures, ou toutes les deux heures. Ce remède, qui n'a ni le coup d'œil repoussant, ni le déboire des potions, ne réveille en aucune manière la répugnance des malades : il doit faire la base du traitement; mais il ne dispense pas de certains secours nombreux qu'un médecin seul peut indiquer, et dont il doit, aussi-bien que de mon Vin, diriger l'emploi. Les symptômes généraux de ces maladies sont un pouls faible, déprimé, l'obscurcissement des sens, la prostration des forces, l'abattement de l'esprit, des excrétions fétides involontaires, etc.

La fièvre nerveuse ataxique rémittente, que caractérisent un mal de tête violent, un sentiment de malaise à la région de l'estomac, un abattement, une tristesse, une terreur insolite, un état de stupeur, un délire sourd, un tintement d'oreilles, une anomalie ou une irrégularité extrême dans les fonctions, une propension au désespoir, réclament surtout le Vin tonique et fébrifuge : il n'exclut pas les autres remèdes; mais il vaut à lui seul tous ceux qu'on employait avant l'époque de sa découverte. Il réalise l'espoir, il remplit les vœux du médecin plus sûrement que le quinquina.

On sait que ce puissant végétal renferme une infinité d'espèces, dont les effets varient encore plus que les signes qui servent à caractériser chacune en particulier; cependant la cupidité, compagne fidèle de l'ignorance, les offre toutes comme douées des mêmes qualités; la confiance les reçoit sans distinction : et, abusée par le nom et l'apparence, elle n'a bientôt plus que des regrets stériles à faire entendre, ou, plus souvent encore, elle rejette sur la gravité de la maladie, ou sur l'emploi tardif de ce remède, des accidens qui seraient très-rares, si le quinquina était toujours d'une bonne nature. Le Vin de Seguin lève tous ces obstacles; il fait disparaître toutes ces cruelles incertitudes : préparé par la même main avec un soin toujours aussi scrupuleux, renfermant toujours les mêmes principes constituans, les résultats qu'il produit sont identiques et constans quand il est administré dans les cas qui le réclament. C'est bien de lui qu'on peut dire avec raison : « *Le médecin, dans la guérison des fièvres, s'établit l'arbitre de la maladie et le restaurateur des aberrations de la nature.* »

La dose de ce médicament doit varier dans ces maladies, suivant la gravité, l'urgence des symptômes, et d'autres circonstances dont l'homme de l'art peut seul rendre compte; mais, en général, on leur donnera de cinq à huit cuillerées, de quatre à six fois dans les vingt-quatre heures, et toujours, autant que possible, pendant les rémittences.

Les fièvres intermittentes, auxquelles j'assimile toutes les maladies périodiques, sont, ou non, compliquées. Quand elles sont sans complication, et seulement déterminées ou entretenues par un état particulier des organes de la sensibilité, état que peuvent produire la peur, la colère, l'impatience, un désir trompé, une espérance frustrée; elles demandent, pour unique remède, le Vin spécifique et tonique; il faut l'administrer de suite aux doses que j'ai prescrites à l'article de la Manière de s'en servir (pag. 3). Il guérit promptement et sûrement; il abrége toutes les lenteurs dangereuses d'une méthode inutile, depuis que l'observation a constaté l'effet des toniques sur le système nerveux.

On divise les fièvres intermittentes, quant à leur type, en quotidienne, double-tierce, quarte, double-quarte.

La fièvre quotidienne revient tous les jours; elle débute de grand matin ou le soir: elle attaque plus particulièrement l'enfance, la vieillesse, le sexe, les personnes sédentaires, les tempéramens lymphatiques; elle se montre surtout à la fin de l'automne, en hiver, pendant les temps humides et froids, sous l'impression du chagrin, de l'inquiétude. Le frisson est fort et très-long: la chaleur arrive lentement, difficilement; elle est, ainsi que la soif, très-modérée.

La fièvre tierce reparaît tous les deux jours; elle débute vers le milieu du jour: les jeunes gens, les tempéramens bilieux y sont particulièrement exposés. La saison d'été, un air humide et chaud, les effluves marécageux, un régime insalubre, la suppression de la transpiration, les veilles; les mouvemens impétueux de la colère, en favorisent le développement.

Le frisson est léger; il se promène sur toutes les parties du corps sans appuyer sur aucune; une chaleur âcre, mordicante, lui succède; bientôt la peau est sèche, aride, la soif ardente; la figure enflammée, le pouls fort et fréquent, jusqu'à ce qu'une sueur universelle et abondante vienne mettre fin à cet état douloureux.

La fièvre double-tierce présente tous les jours un accès qui revient ou avant ou après midi. Les accès alternent toujours entre eux, tandis que, dans la quotidienne, les accès sont en harmonie: elle reconnaît les mêmes causes que la fièvre tierce, mais elle exige des secours plus prompts; il faut se hâter, après avoir détruit les complications, de donner le Vin fébrifuge et tonique, parce qu'elle a une tendance marquée à devenir continue ou à dégénérer en fièvre ataxique intermittente.

La fièvre quarte laisse deux jours complets sans fièvre entre deux accès. Le frisson est très-long; une faiblesse extrême, des pandiculations, une douleur sourde de la tête et des lombes l'accompagnent; les extrémités sont froides, la face pâle;

le malade éprouve un tremblement universel; la respiration est gênée, le pouls dur et déprimé, jusqu'au moment où une chaleur aussi faible que lente amène une sueur légère. L'accès a lieu ordinairement le soir; elle s'exerce sur les constitutions mélancoliques, hypocondriaques, sur les personnes sédentaires, oisives, qui s'exposent aux exhalaisons des eaux stagnantes, qui commettent des erreurs de régime. Les vicissitudes atmosphériques de l'automne la favorisent.

La fièvre double-quarte ne diffère de la fièvre quarte que par le rapprochement et la plus grande fréquence des accès; elle exige les mêmes moyens curatifs.

Toutes ces fièvres, quel que soit d'ailleurs leur type, peuvent exister et existent le plus ordinairement avec complication : le foyer de ces complications réside le plus souvent dans les organes de la digestion.

Le dégoût, les nausées, les vomissemens, un sentiment de pesanteur, de pression vers la région de l'estomac, une soif vive, la sabure de la langue, l'amertume de la bouche, la couleur jaune répandue autour des lèvres, la pesanteur des lombes, la constipation, des urines troubles, bourbeuses, des borborygmes, font reconnaître ces complications, dont le médecin peut seul indiquer la nature et le degré;

c'est à lui qu'il appartient de constater la nécessité des évacuations ; il peut seul choisir les moyens capables de les décider, et par une méthode très-souvent plus difficile que ne le croit le public, assurer à mon Vin un succès qui ne se laisse jamais attendre long-temps, quand on l'administre à propos.

Quand, par les conseils d'une médecine éclairée, on aura détruit toutes les complications et réduit la fièvre à ce mode particulier de sensibilité des premières voies qui entretient la maladie ; quand on sera arrivé au moment de donner mon fébrifuge, on se conformera exactement à tout ce que j'ai dit (page 3 de mon livre) sur la manière de se servir du Vin de Seguin. On se gardera bien de négliger la moindre des précautions que j'indique. Il n'y a rien de petit, rien d'inutile, quand il s'agit du recouvrement ou de la conservation de la santé.

Toutes les maladies périodiques qu'on pourait appeler *fièvres locales*, comme les cardialgies, les hémicrânies, les névralgies, les migraines, ne résistent pas à l'usage de mon Vin; mais, quoique en apparence faciles à saisir, je dois avouer que ces affections exigent, pour être reconnues et traitées, une sagacité qu'on ne peut attendre que d'une étude réfléchie et aidée d'une longue expérience. La dose du Vin de Seguin doit toujours se mesurer sur l'intensité et le danger de la maladie ; il est quelquefois nécessaire de doubler la dose ordinaire.

Les diverses fièvres intermittentes dont je viens d'esquisser le tableau, ne se présentent pas toujours avec cet ordre, cette régularité que la nature tend à introduire dans toutes ses opérations. Souvent une anomalie, un désordre extrême, forment leur caractère ; souvent leur marche est insidieuse ; et, sous l'apparence de la bénignité, elles ont en peu de jours immolé leurs victimes ; ce qui leur a valu les noms d'ataxique, insidieuse, larvée, masquée ; ou bien elles sont accompagnées d'un symptôme principal qui tranche sur tous les autres, et est ordinairement assez grave pour entraîner rapidement la perte du malade : on les nomme alors dyssentérique, cholérique, cardiaque, syncopale, algide, soporeuse, convulsive, délirante, dyspnéique, céphalalgique, suivant qu'elles simulent la dyssenterie, le choléra morbus, les syncopes, les convulsions, la dyspnée, etc., etc., etc.,

Toutes ces fièvres, connues sous la dénomination générique de fièvres ataxiques ou pernicieuses, affectent tous les types ; mais le plus ordinairement on les rencontre sous celui de fièvres tierces, ou doubles-tierces.

Les causes productrices de ces maladies sont l'habitation dans les bas lieux, humides, marécageux, au milieu d'un air insalubre.

Elles exercent leur influence sur tous les âges et sur tous les tempéramens : elles paraissent dans toutes les saisons, mais particulièrement durant le printemps et l'automne; elles attaquent les personnes affaiblies par quelque cause que ce soit; elles sont endémiques ou épidémiques.

Toutes ces fièvres, quelle que soit leur marche, présentent toujours un danger imminent : elles exigent des secours aussi prompts que puissans. Il faut négliger absolument toutes les complications matérielles, pour ne s'occuper que de l'état particulier du système nerveux. On doit même dire que les évacuans décident leur invasion ou accélèrent leur développement.

Le *Vin de Seguin* est le premier des remèdes dans le traitement de cette classe nombreuse de maladies meurtrières : c'est le secours le plus héroïque qu'on puisse administrer; c'est un moyen assuré; il l'emporte lui seul sur le quinquina uni à l'opium dans les fièvres cholériques, dyssentériques, dans ces irritations vives des premières voies qui déterminent, chez certains sujets, l'évacuation prompte par haut ou par bas des remèdes et des boissons: mais, pour obtenir tous les avantages que ce spécifique promet, il faut l'administrer à très-hautes doses; il faut les répéter assez souvent pour ne pas perdre le bienfait de la dose qui précède, en éloignant trop la dose qui suit. On le donnera, autant que possible, pendant les intermittences; on le répétera toutes les heures, si l'intermittence est courte, et toutes les deux à trois heures si elle est longue. Dans le cas malheureux d'une intermittence à peine sensible, on le donnera pendant le mieux qu'éprouve le malade. Chaque dose sera d'abord de quatre à cinq onces qu'on diminuera au bout de deux à trois jours: on continuera ainsi en diminuant jusqu'à la convalescence. On la soutiendra par des doses moindres, répétées d'abord trois, puis deux fois par jour. On n'oubliera pas que ces fièvres sont très-sujettes aux rechutes: c'est encore au même moyen qu'il faut avoir recours pour les prévenir ou pour les guérir. On sera forcé d'en faire un long et fréquent usage pendant la saison dans laquelle se sera développée la maladie: on modifiera les doses suivant l'âge.

Quelque longue que soit la liste des maladies susceptibles d'être combattues avec avantage par l'emploi du *Vin de Seguin*, il en est encore beaucoup d'autres dont on lui doit la guérison ou le soulagement. Ces succès ne surprendront pas ceux qui voudront se rappeler que ce Vin est éminemment tonique, qu'il exerce une action directe sur l'estomac, et par suite sur tout le système. En effet, il réussit dans les langueurs des organes de la digestion; dans l'inappétence; dans le dégoût sans cause apparente; dans les constipations par faiblesse du tube intestinal; dans le cas de maigreur, de consomption par inertie des premières voies, dans l'épuisement, quelle qu'en soit la cause; dans les diarrhées anciennes; dans les flueurs blanches; dans les affections sympathiques de la poitrine; dans les embarras des viscères du bas-ventre par atonie; contre les vers; dans les dispositions vermineuses, scrophuleuses; contre la goutte, les rhumatismes ou les dispositions à ces deux maladies, qui tiennent plus qu'on ne pense à l'atonie ou au dérangement des organes digestifs; enfin, dans toutes les affections chroniques, déterminées ou entretenues par une débilité générale ou locale.

Le *Vin de Seguin* convient plus particulièrement aux enfans, aux vieillards, aux personnes sédentaires, aux tempéramens pituiteux, pendant les saisons et dans les pays humides; c'est un des meilleurs préservatifs contre les fièvres intermittentes de toute espèce.

La dose de ce Vin, dans les diverses maladies, dépend d'une foule de circonstances sur lesquelles il est bon d'avoir l'avis d'un médecin ; mais, en général ; on doit en prendre de deux à cinq cuillerées par jour, en deux ou trois fois, quelques minutes avant les repas.

Le régime à suivre pendant l'usage de ce Vin doit être tonique et fortifiant comme le remède; les alimens, qu'on aura soin de choisir dans le règne animal, seront toujours en rapport avec les forces digestives; on s'interdira les fruits, la salade, les légumes trop aqueux, les boissons acides, relâchantes, rafraîchissantes. On préférera le vin vieux pur ou coupé; on se garantira avec soin du froid et de l'humidité; on fera tous les jours un exercice proportionné à ses forces, et on maintiendra le calme de l'âme.

Les observations que je pourrais citer en faveur des avantages qu'on retire de l'usage de mon Vin, dans les maladies dont j'ai fait l'énumération, sont très-nombreuses. Je me contenterai d'en extraire quelques-unes de ma correspondance. Les lecteurs pourront eux-mêmes en faire l'application suivant les cas.

MONSIEUR,

Votre fébrifuge m'a toujours réussi dans les fièvres intermittentes, quand elles n'ont point été entretenues par un vice interne, et qu'on a usé des précautions prescrites par votre instruction. Je dois même dire qu'il a coupé des fièvres quartes et tierces très-anciennes, accompagnées d'empâtemens au foie et à la rate, qui avaient résisté aux fébrifuges les plus accrédités; et j'ai observé en général que les rechutes étaient plus rares après l'usage de votre Vin, qu'après celui des préparations ordinaires de quinquina.

Je l'ai aussi employé comme stomachique dans nombre de circonstances, et j'en ai retiré le plus grand service. Je pourrais citer beaucoup d'observations; mais je me borne à celle qui suit, et je vous fais passer la lettre de remercîmens que je reçois de la malade.

Mademoiselle Lefebvre était traitée depuis huit mois, ou environ, par un médecin en qui elle avait la plus grande confiance. Ce médecin la regardait comme poitrinaire, et avait conséquemment employé le lait, les délayans, les tempérans, les béchiques, les vulnéraires, etc., etc., les eaux minérales, le cautère, etc. Quand je vis pour la première fois la malade, elle avait la fièvre lente, ne pouvait rien digérer, avait perdu le sommeil; les règles avaient disparu depuis quatre mois; enfin le marasme était presque déclaré. Cet état m'effraya: cependant, en l'examinant plus attentivement, j'observai au médecin ordinaire que je ne croyais pas qu'il y eût ulcère aux poumons. Il me dit qu'il y avait des tubercules qui s'ouvriraient incessamment; je cédai à ses observations, et nous employâmes les remèdes indiqués en pareille circonstance. Les accidens augmentèrent; et, au bout de huit jours, nous nous réunîmes de nouveau. Il fut arrêté qu'on emploierait le Vin fébrifuge spécifique, seulement pour préparer l'estomac à digérer le lait d'ânesse, dans lequel cette malade avait la plus grande confiance, d'après les conseils de son médecin ordinaire. Elle n'a pas eu besoin de ce dernier moyen; deux bouteilles de votre Vin ont suffi pour lui rendre la santé la plus brillante. Je l'ai vue plusieurs fois pendant cet été, et je vous avoue que j'ai été surpris du changement que ce remède a opéré chez elle.

Jai l'honneur d'être, etc.

DE SAINT-MARTIN, D. M.

Chartres, 23 *janvier* 1806,

Madame X..... vivait depuis long-temps dans un état de langueur qui donnait des inquiétudes à sa famille; à l'âge de 47 ans, elle éprouvait des maux d'estomac qu'on attribuait à la cessation prochaine des menstrues, lorsque, dans le mois d'octobre 1813, elle fut, après quelques jours d'un malaise plus marqué qu'à l'ordinaire, saisie d'un frisson léger, mais accompagné de vomissemens. Une chaleur modérée avec accablement succéda au bout de quelques heures. Le lendemain, les mêmes accidens recommencèrent; ils furent moins longs. Le surlendemain, ils reparurent plus tôt et avec plus d'intensité. Un officier de santé, partant de cet axiome aussi faux que meurtrier, *vomitus vomitu curatur*, administra l'ipécacuanha. Les efforts de vomissement furent violens, et le quatrième accès d'une fièvre, qu'il était facile de reconnaître pour *intermittente double-tierce ataxique*, arriva plus tôt qu'à l'ordinaire. La prostration des facultés physiques et morales était grande, l'irritation des organes gastriques prodigieuse. Un médecin appelé en consultation conseilla le kina; on l'essaya sous diverses formes, on l'unit à l'opium, mais inutilement; il était toujours rejeté. C'est à la fin de l'intermittence de ce quatrième accès et dans l'intermittence du cinquième, que je vis madame X.... Sa figure était très-altérée, son pouls petit et dur; elle éprouvait, au moindre mouvement, des envies de vomir; elle était saisie d'une terreur qui tenait du désespoir. Je conseillai des sinapismes, et, voulaut de suite profiter du peu de temps que me laissait cette maladie grave, j'administrai deux cuillerées à bouche du *Vin de Seguin*. La malade le garda. Je recommençai une demi-heure après. Je pus en faire prendre huit cuillerées avant le retour de l'accès. Il fut moins violent et moins long. Madame X....., qui n'éprouva cette fois que quelques nausées, demanda elle-même le Vin fébrifuge. J'en fis donner dix-huit cuillerées dans l'intervalle du cinquième au sixième accès. Celui-ci fut très-léger Le lendemain je pus diminuer la dose, et les jours suivans on se contenta de six cuillerées par jour, jusqu'au moment de la convalescence, qui ne se fit point attendre long-temps, et ne fut traversée par aucun accident. Cette maladie, qui pouvait avec les secours ordinaires tromper l'espoir du médecin, n'a exigé que deux bouteilles et demie de Vin fébrifuge. La guérison était complète le quarante-deuxième jour, et madame X..... jouissait alors d'une santé qu'elle croyait perdue pour toujours.

Pillien, D. M. M.

Auxerre, le 18 *décembre* 1813.

Le fils de M. Becquet, âgé de neuf ans, éprouvait chaque année, pendant l'automne, l'hiver et une partie du printemps, des accès de fièvre intermittente qui paraissaient sous tous les types; mais le plus souvent c'etait une fièvre quotidienne. L'enfant était triste, taciturne, tourmenté par une faim presque continuelle; il mangeait beaucoup et digérait mal; il rendait souvent des vers, tantôt par l'action des vermifuges, tantôt par les seuls efforts de la nature. Le bas-ventre, prodigieusement tuméfié, empâté, faisait craindre des obstructions, l'hydropisie. On avait essayé plusieurs fois les toniques; on avait administré le kina, le fer sous des formes variées, le tout avec des avantages passagers, lorsqu'on tenta le *Vin de Seguin*, le 17 décembre 1812.

Dégoûté par la grande quantité de remèdes qu'on lui avait fait prendre, le petit malade s'y refusa d'abord; mais les difficultés cessèrent à la quatrième prise; on lui en donnait une cuillerée à bouche avant déjeuner et autant avant dîner. Deux mois de l'usage de ce Vin, aidé d'un régime qui est devenu facile en raison du rétablissement des organes digestifs, a rendu une santé pleine et entière à cet enfant; il a repris depuis le teint fleuri, la gaieté et l'embonpoint ordinaires à son âge.

BERGOUGNOUX, D. M. M.

Bruxerolles, département du Puy-de-Dôme.

Monsieur,

Les succès qu'on obtient journellement de votre Vin dans la cure d'un grand nombre de fièvres de genre intermittent, n'excluent pas son efficacité dans quelques autres affections, ainsi que j'ai été à même d'en juger dernièrement.

Ce n'est pas comme une panacée que je l'envisage, mais comme un tonique diffusif *sui generis*, très-utile dans beaucoup de maladies qui naissent de l'atonie générale du système vivant, ou sont entretenues par une débilité spéciale des voies digestives.

Une jeune femme, d'un tempérament sanguin nerveux, fut atteinte, il y a plusieurs mois, d'une fièvre ataxique (dite maligne): les accidens furent si graves, qu'on désespérait pour ses jours.

L'art et les soins sont parvenus à sauver cette trop jeune victime; mais les symptômes alarmans de la maladie avaient été tellement prononcés, qu'elle éprouvait, ainsi qu'il est ordinaire de l'observer dans ces sortes de fièvres, un malaise général et une grande prostration de forces; elle n'avait point d'appétit; les digestions étaient mauvaises; quelques accès de fièvre anomale, et des migraines se faisaient assez souvent sentir. J'ai pensé que cet état de maladie était plutôt l'effet d'une extrême atonie des solides que le produit d'une plénitude humorale, et qu'il convenait d'administrer votre Vin.

La malade en a fait usage à la dose de deux cuillerées de trois en trois heures; ce régime a été suivi exactement tous les jours, évitant d'en prendre cependant aux heures où la fièvre et la migraine reparaissent habituellement. A dater du troisième jour, le mieux a été marqué; l'appétit a reparu, les digestions ont cessé d'être difficiles, et les accès de fièvre ainsi que les migraines ont disparu.

Déjà, monsieur, à Rome, où j'étais médecin en chef du grand hôpital militaire français, j'avais employé votre Vin avec le plus grand avantage dans les fièvres intermittentes et dans les convalescences pénibles.

MICHEL, D. M.

Paris, *ce* 16 *décembre* 1814.

L'auteur n'est responsable des effets de son Vin qu'autant qu'on le prend chez lui ou chez ses préposés dépositaires.

Il fait en ville, et dans tous les pays, les envois désirés, toujours revêtus de son cachet, de son adresse et de sa signature.

Nous venons de recevoir une lettre par laquelle on nous fait l'éloge des heureux effets du *Vin de Seguin*, dans les termes ci-après.

« Le *Vin de Seguin*, comme toutes les découvertes vraiment utiles à l'humanité, se recommande assez par les services qu'il a rendus et qu'il rend chaque jour, pour dispenser d'en parler souvent. Sa vertu fébrifuge est connue de tout le monde ; ses propriétés stomachiques, excitantes et toniques, méritent également de l'être. Il remédie à l'inappétence ; il guérit les faiblesses d'estomac, les diarrhées et toutes les lésions par atonie des organes de la digestion, aussi sûrement que les fièvres intermittentes : voilà ce que prouvent les observations bien mieux que tous les raisonnemens. Dans le grand nombre de celles que j'ai recueillies, je citerai l'observation suivante.

» Mademoiselle B......, d'une constitution lymphatique et nerveuse, eut à seize ans un commencement de menstruation ; ce premier effort de la nature resta sans suite, et cette jeune personne, vers sa dix-septième année, éprouva des défaillances : elle fut tourmentée par les vents, l'appétit diminua, l'estomac cessa de remplir régulièrement ses fonctions, la peau perdit son coloris et sa souplesse, la diarrhée survint, et avec elle la maigreur, la faiblesse, etc.

» On conseilla les emménagogues, les antispasmodiques et les toniques. L'assa fœtida, le musc, les bains, la cannelle, le fer, le kina sous toutes les formes, furent employés tour à tour et sans succès; les accidens même augmentèrent, la malade n'était plus reconnaissable, elle avait perdu jusqu'à l'espérance. Je l'engageai à prendre du *Vin de Seguin;* elle y consentit, mais à condition qu'elle cesserait tout autre remède, et que ce serait le dernier.

» Je lui en administrai quatre cuillerées à bouche le premier jour, l'invitant à augmenter cette dose; elle le fit dès le lendemain, et bientôt elle en prit huit cuillerées en quatre fois dans la journée : dès ce moment elle se sentit mieux, elle put manger, digéra, et ses forces commencèrent à revenir; l'usage du vin fut continué, et sans aucun autre secours elle eut le bonheur de recouvrer dans l'espace de deux mois la vie et la santé.

» Marchal, D. M. »

(*Extrait du Journal de Dieppe.*)

MONSIEUR,

J'emploie votre Vin depuis bien long-temps, et toujours avec succès; avec lui j'ai triomphé des fièvres intermittentes les plus graves et les plus opiniâtres, des douleurs périodiques les plus atroces et les plus extraordinaires, enfin des maladies les plus rebelles et les plus désespérées. Je publierai un jour les guérisons que je lui dois; mais, comme mes occupations peuvent éloigner cet instant, je veux vous communiquer au moins une observation dont le résultat semble ajouter aux propriétés de votre précieuse découverte.

M. X....., d'un tempérament sanguin nerveux, âgé de soixante-huit ans, était arrivé à quarante-sept ans, sans avoir éprouvé d'autre maladie que des hémorroïdes. A cet âge, les fonctions digestives se dérangèrent; il fut tourmenté par des vents, des rapports, des borborygmes et des coliques; il eut des indigestions; quelques douleurs se firent sentir aux articulation; enfin, à cinquante-deux ans, il fut pris d'un accès de goutte. Cette maladie cependant fut toujours vague; elle s'exerça surtout dans l'estomac et dans les intestins. Elle parut céder à soixante-quatre ans, mais bientôt une diarrhée très-fatigante lui succèda. Au bout de deux ans,

M. X... ne pouvait plus digérer la moindre chose, il maigrissait tous les jours, il souffrait à chaque instant. Les remèdes les mieux indiqués furent administrés, ils ne procurèrent jamais qu'un soulagement passager. Le malade était au désespoir, sa vie s'éteignait sous l'empire de la douleur et des évacuations, lorsque je conseillai votre Vin. On en donna d'abord une cuillerée à bouche matin et soir, puis on le porta insensiblement à quatre onces par jour.

A cette dose, la diarrhée et les douleurs diminuèrent, les fonctions digestives se rétablirent. On persévéra dans son usage, et en moins de trois mois, sans autres auxiliaires qu'un régime nourrissant et tonique, des frictions sèches, l'air pur de la campagne et l'exercice à pied, M. X.... retrouva la santé, dont il était privé depuis un grand nombre d'années.

May, D. M.

Le 23 octobre 1815.

« Parmi les meilleurs remèdes que la médecine ait dé-
» couverts jusqu'ici pour la guérison des fièvres, le vin
» connu sous le nom de *Vin de Seguin* paraît avoir
» obtenu le premier rang. On n'hésite donc point à re-
» commander publiquement l'usage d'un remède qui,
» par ses heureux et constans effets, a mérité le suffrage
» unanime de tous les hommes instruits dans l'art de
» guérir. Il est également utile comme préservatif et

» comme curatif. L'Auteur distribue une Instruction » claire et précise sur la manière la plus avantageuse » d'employer son spécifique. »

JOURNAL DES DÉBATS, *du* 3 *août* 1809.

Les pharmaciens, médecins et chirurgiens des départemens trouveront régulièrement chez M. Seguin tous les produits chimiques, préparés avec le plus grand soin. Il tient aussi la droguerie et les médicamens particuliers ci-après, avec des instructions imprimées :

Sirop contre la coqueluche.
— contre la toux.
— contre les convulsions.
— de colimaçons.
— de mou de veau.
— de Mascagni.
— antiscorbutique.
— dépuratif de Portal.
— de Belet.
— de Cuisinier.
Vin antiscorbutique
— antileucorrhéen du docteur Saint-Ursin, ou contre les flueurs-blanches.
Fumigation anticancéreuse du même.
Teinture antiscorbutique amère de Dubois.
Baume pour les engelures.
Tablettes dépuratives.

Tablettes pectorales.
— emménagogues, contre les pâles couleurs.
Pastilles d'ipécacuanha.
Pâte de jujubes.
Flacons portatifs anticontagieux.
— de sel de vinaigre à diverses odeurs.
Vinaigre des quatre voleurs.
Dépôt d'eau de fleurs d'orange de Malte.
Eau de Cologne.
— de mélisse, dite des Carmes.
— pour les plaies récentes ou vieilles.
— pour le teint.
Véritable pommade de garou.
Pommade animée pour vésicatoires.
Pois d'Iris.
— d'oranger.
Véritable élixir américain.
Spécifique antidartreux.
Rob antisyphilitique.
Quinquina royal, première qualité.
— rouge, première qualité.
Opiat dentifrice.
Eau antiapoplectique des Jacobins de Rouen.
Pois emplastiques pour les cautères.
Liniment contre les goîtres.
Baume contre les douleurs et rhumatismes.
Magnésie anglaise.

Biscuits contre les vers.

Sachet qui détruit les punaises en 24 heures.

Dépôt du vinaigre antiscorbutique de M. Bidon, dentiste.

Dépôt général des meilleurs chocolats d'Espagne.

Coffres de pharmacie pour la campagne ou les voyages, avec une Instruction sur la manière d'administrer les médicamens qu'ils renferment.

Nota. M. Seguin a l'honneur de prévenir le Public que M. Mathieu, apothicaire à Nanci, lui a confié le dépôt général de ses boules de Nanci.

Nota. Les demandes devront être accompagnées de l'argent, ainsi que les lettres affranchies.

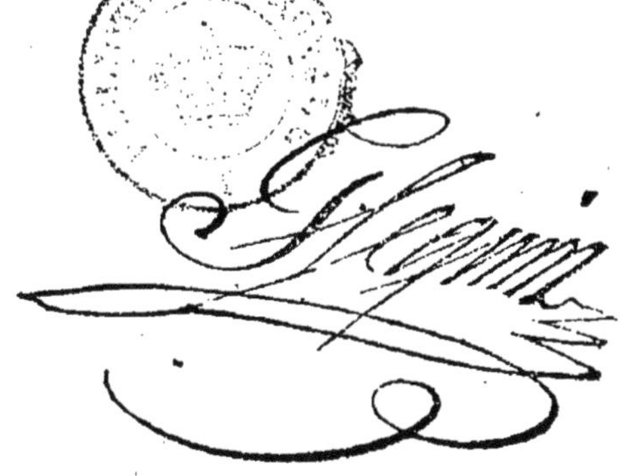

IMPRIMERIE DE FAIN, PLACE DE L'ODÉON.

www.ingramcontent.com/pod-product-compliance
Ingram Content Group UK Ltd.
Pitfield, Milton Keynes, MK11 3LW, UK
UKHW022152170726
13837UKWH00004B/1933